AF468029

DE M. LE D.r BULARD

ET

DE LA PESTE.

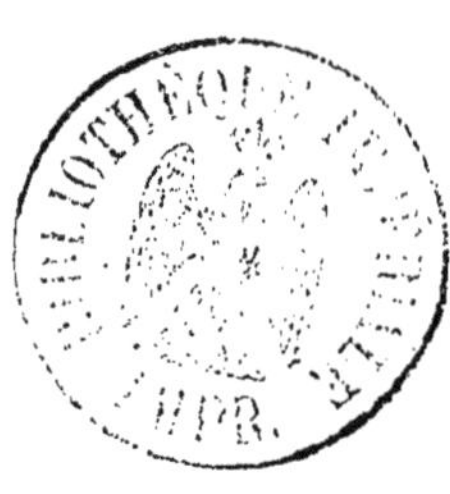

Août 1837.

ALEXANDRIE.

IMPRIMERIE DU COMMERCE.

DE M. LE D.r BULARD

ET

DE LA PESTE.

Tout le monde sait, moins ceux qui n'ont aucune idée tant soit peu générale des sciences médicales, que les substances animales et végétales exposées à l'action de l'air, d'une température convenable, et de l'eau sont susceptibles de se transformer, presqu'en entier, en gaz auxquels on a donné le nom de miasmes. (On donne le même nom aux gaz produits par l'expiration et les sécrétions de toute espèce des personnes malades ou bien portantes).

On sait que les miasmes nuisent à la santé et constituent la cause essentielle, indispensable du typhus d'Europe et de la fièvre jaune qui figurent au nombre des maladies typhoïdes, ainsi appelées à cause de leur symptôme le plus important, et qui ne manque jamais, la stupeur.

On sait que ces deux maladies peuvent, ou doivent être aidées dans leur développement, par une ou plusieurs des autres causes physiques : un mauvais régime, la fatigue, l'humidité, le froid, la chaleur, l'électricité, le défaut de lumière... ou par une peine morale.

On sait que les miasmes peuvent varier jusqu'à l'infini, en quantité et en nature, puisque tantôt ce sont les substances animales qui prédominent sur les végétaux, et *vice versâ;* qu'il n'est même pas indifférent que ce soit telle substance animale ou végétale; que, probablement, les divers degrés de chaleur et d'humidité peuvent, à part leur influence sur la production des miasmes, faire prédominer tel ou tel gaz dont l'effet ne sera pas celui de tel autre; qu'enfin les diverses substances animales et végétales varient sans cesse elles-mêmes en quantité suivant une foule de circonstances.

L'on conçoit très bien, d'après cela, que toutes ces causes ne sauraient toujours donner lieu à une seule et même maladie, à un petit nombre de symptômes : aussi, peuvent-elles encore déterminer les fièvres intermittentes graves, la dysenterie... dans lesquelles se retrouve plus ou moins la stupeur, comme expression testimoniale des miasmes qui, à haute dose, ont le privilége de produire constamment ce phénomène, c'est-à-dire, de léser, de troubler toute l'économie, mais surtout le système nerveux... lésion qui n'apparaît évidente que quand il y a maladie, que quand il y a fièvre.

Comment a-t-on pu savoir d'une manière positive, que les maladies indiquées avaient pour cause principale les miasmes? C'est que l'on savait qu'ils nuisaient à la vie des animaux; c'est que ces diverses maladies en étaient toujours accompagnées; qu'elles augmentaient, diminuaient ou disparaissaient avec eux, soit parce que les substances soumises à l'action de l'air avaient été soustraites, ou que les bonnes conditions de température et d'humidité, nécessaires à une forte décomposition, avaient cessé d'exister.

La chimie a fait des progrès immenses; elle a pu reconnaître, peser les miasmes en décomposant directement les substances précitées, les diverses sécrétions des malades, et jusqu'à l'air qu'ils expirent. Les observations tendant à apprécier à leur valeur des faits injustement cités à l'appui d'une contagion éminente, non raisonnée, inconstante et capricieuse, inintelligible, se sont multipliées... la civilisation a vaincu le préjugé, et les quarantaines, ruineuses pour le commerce, ruineuses par les cordons sanitaires et la terreur, par l'oubli de toute hygiène et de toute humanité... ces quarantaines sont tombées ou sont prêtes à tomber. Elles sont tombées parce que la cause de la maladie étant connue, l'on a pu se rendre compte de la contagion, l'on a pu l'expliquer et presque la soumettre au calcul.

Eh bien! tout ce que nous venons de dire est applicable à la peste; nous l'y avons appliqué avec conviction, en recherchant et en discutant avec impartialité toutes les objections que l'on pouvait nous opposer. M. Bulard nous a lu, a dû nous comprendre... En a-t-il gardé quelque souvenir? C'est ce qu'il nous reste à voir.

Nous nous garderons bien de faire une critique générale et complète des articles de M. Bulard, publiés dernièrement dans le *Journal de Smyrne :* ce serait long, ennuyeux et peu utile. D'ailleurs, nous n'avons en vue que la cause et la contagion de la maladie.

Son premier article est intitulé : *Spécificité de la Peste.*

Nous y lisons d'abord : « la science des causes et des maladies spécifiques est encore à naître. »

Que de réflexions pénibles nous font naître ce peu de mots! 1° M. Bulard ne se donne la peine de dire, ni ce qu'il entend par maladie spécifique, ni le nom propre de ces maladies. 2° Il réunit par la conjonctive *et* les causes des maladies spécifiques et ces maladies elles-mêmes, de manière à poser en principe que la science des unes et des autres est encore nulle. Quoi! M. Bulard, la science des symptômes, du traitement et des lésions anatomiques de toutes les maladies spécifiques est encore à naître! Et, ainsi que nous le prouve le titre que vous donnez à votre premier article, vous comprenez la peste dans ce groupe de maladies! Je sais bien que ce n'est pas là votre pensée, mais telle est la conséquence rigoureuse de ce qui est écrit. Voyons la seconde phrase : « c'est à peine si le scalpel de l'étiologiste a pu mettre à nu quelques-uns des élémens pathogéniques qui leur sont propres. » Ici, contradictoirement à ce qu'il a dit en premier lieu, notre auteur laisse croire que le scalpel a pu mettre à nu, a laissé entrevoir quelques-uns des élémens qui constituent la cause des maladies spécifiques, puis il s'empresse de faire cesser cette illusion en ajoutant : « rien n'est défini par le matérialisme de l'anatomie pathologique. » Continuons : « Rien n'est plus clair par la doctrine des constitutions médicales. » Comme on le voit, M. Bulard considère la cause des maladies spécifiques dans l'économie et hors de l'économie. En effet, il peut arriver que la cause principale et matérielle d'une maladie soit appréciable, visible à l'extérieur, et invisible à l'intérieur... tels sont les miasmes et quelques autres poisons. Ainsi, selon M. Bulard, la cause des maladies spécifiques n'est apercevable ni intérieurement ni extérieurement. Ajoutons qu'un peu plus loin il comprend, au nombre des maladies dont la cause externe est inconnue, les typhus et les fièvres intermittentes... affections que nous avons vues précédemment devoir leur origine aux miasmes. Nous le savons donc, dès à présent, M. Bulard ne veut tenir aucun compte des miasmes dans la production de la peste, du typhus d'Europe, de la fièvre jaune et des fièvres intermittentes. Heureusement, M. Bulard sera seul de son avis.

Il dit encore : « En effet, les principes contagieux n'ont jamais pu être isolés; leur existence et leur nature ne peuvent pas être constatées autrement que par leurs effets. Nous n'en connaissons aucun. Tous échappent à nos moyens d'investigation, et s'il est vrai que quelques-uns gisent dans nos humeurs, et se révèlent par la propriété qu'ont celles-ci de les reproduire et de les propager, ce ne sont assurément ceux, ni de la peste, ni de la fièvre jaune contre l'importation et la transmission desquelles s'est élevé, et se maintient encore tout l'échaffaudage de notre système sanitaire. »

Ce qui précède nous prouve 1° que M. Bulard est sujet à une multitude de redites dont l'inutilité n'est pas le plus grave inconvénient. 2° Qu'il est persuadé que les humeurs du corps des pestiférés, et des attaqués de fièvre jaune sont incapables de communiquer la maladie... Et pourtant M. Bulard est, dans la peste, contagioniste *sans infection*, sans miasmes... et il ne connaît pas la cause externe... et, en parlant de contagion, il va nous parler de science! Lisons...

« En considérant la peste comme spécifique et comme contagieuse, nous ne voulons pas dire qu'il suffise de toucher un pestiféré pour en être atteint, pas plus que nous n'affirmerions qu'on peut la contracter en touchant le pan d'un habit, un ruban, un morceau de papier, parce que cela nous paraît impossible à soutenir *scientifiquement*. Mais nous sommes plus que jamais convaincus que la maladie se reproduit directement par les pestiférés; que son moyen de transmission est autant le toucher immédiat que la sphère d'activité des malades, qui n'est elle-même qu'une forme de la contagion... »

Vous le voyez bien, Messieurs les contagionistes, selon M. Bulard, qui dit raisonner *scientifiquement*, un instant de contact ne suffit pas pour communiquer la peste. Comment ferez-vous donc à présent pour expliquer certains cas de contagion dont vous ne pouvez vous rendre compte autrement que par un contact passager? Voyez encore! M. Bulard admet la sphère d'activité des malades : mais c'est admirable!

Vraiment, M. Bulard, j'étais tout prêt à vous aimer avec reconnaissance : mais hélas! vous n'avez aucune base solide; et il ne suffit pas d'exprimer une vérité, il faut encore la prouver, et vous ne prouvez rien, en jouant un rôle tout passif, en vous laissant dominer par la science que vous osez invoquer. Raisonnez comme nous, admettez les miasmes dans la contagion de la peste, et tout ce que vous venez de dire sera vérifié, incontestable.

M. Bulard nous apprend encore « qu'un système d'isolement sévèrement observé a toujours pu limiter les ravages du fléau. »

Ici, M. Bulard ne nous dit pas s'il se base sur la science... mais, à son défaut, les faits dont il a recueilli d'abondantes moissons, sont là.

Cependant il doit être quelquefois bien difficile de savoir si la disparition ou la non extension de la peste est due à sa *spontanéité*, ou au système d'isolement; mais il n'y a jamais de doute pour des contagionistes passionnés pour les quarantaines; et puis, ne devons-nous pas avoir une confiance aveugle dans leur étonnante perspicacité! Seulement, si par hasard le système sévère n'a pas eu de résultat sensible, c'est parce qu'il n'aura pas été encore assez sévère. Mais si l'on ne s'est astreint à aucune précaution, et que le mal ne fasse aucun progrès... ils se contenteront de vous aveugler avec leurs conditions atmosphériques inconnues, les prédispositions qu'ils n'apprécient pas davantage, le froid, la chaleur, et puis... c'est tout.

Quant à l'insalubrité, M. Bulard se contente de dire : «la propagation de le peste est indépendante *des localités et de leur insalubrité...* » sans en rien dire de plus. Il reconnaît l'*insalubrité*, et c'est avec ce dédain qu'il la traite! Mais je me trompais : écoutons pourquoi M. Bulard ne croit pas que les miasmes constituent les conditions d'aptitude à la contagion; pourquoi il nie cette puissance délétère des miasmes... c'est parce que les miasmes ne sont pas les seuls fluides atmosphériques; c'est parce que la somme connue des agens physiques est, selon lui, infiniment moindre que la somme inconnue. Telle est la manière toute simple dont M. Bulard foudroie ses adversaires. Si les miasmes étaient les seuls fluides atmosphériques, à la bonne heure, ils pourraient peut-être nuire à la santé, causer des fièvres typhoïdes... rendre apte à la contagion, et même la *constituer*... mais ils renferment de l'air, de l'électricité, de la lumière, du calorique!!!

Du reste, pour que M. Bulard sût si la somme inconnue des agens physiques est infiniment plus grande... ou plus petite, il est évident qu'il lui faudrait la connaître; mais de quoi n'est pas capable l'imagination toute poétique de notre honorable confrère, du digne successeur de l' *illustrissimo* poète médecin Fracastor! Croyons donc M. Bulard, c'est un prophète!

Voyons son second article, il doit être intéressant puisque les histoires de contagion qui y sont rapportées peuvent seules former l'opinion de M. Bulard et celle de tous les contagionistes... fatalistes.

Monsieur le docteur Bulard commence son second article de la manière suivante :

« Dans notre premier article nous avons essayé d'établir la spécificité de la peste par le raisonnement; démontrons maintenant l'évidence de la cause de cette spécificité par les argumens tirés de faits authentiques sur l'irruption et la propagation du mal, par la symptomatologie, par l'anatomie pathologique... »

Chacun de nous est à la poursuite des faits, et avec raison, puisque ce sont eux qui servent de base à nos théories ou raisonnemens, aux résultats ou conséquences que nous en déduisons pour notre bien être.

Dans son premier article, après avoir effleuré quelques théories, appartenant à autrui, sur l'origine et le développement de la peste (parmi ces théories je n'ai point retrouvé la mienne à son état de pureté) M. Bulard nous dit qu'il les a toutes recueillies pour y chercher avec bonne foi les élémens du vrai, que c'est cette étude, réunie à la conviction que lui ont donnée des faits religieusement observés et aux réflexions que ces faits lui ont suggérés, qui l'a conduit à considérer la peste « comme une maladie transformée dont la cause spécifique primordiale, extra-individuelle à son origine (de quelque part qu'elle vienne) revêt bientôt par un pur phénomène d'élaboration pathologique un caractère nouveau de spécificité exclusivement individuelle, comme le démontrent la *contagionabilité* et l'*immunité* par l'isolement, à la manière de *certaines affections charbonneuses*, de la rage, de la petite vérole, etc., qui naissent d'abord d'influences extérieures et se transforment ensuite de cette sorte qu'elles ne sont plus susceptibles de se propager qu'en raison d'une cause spécifique absolument individuelle. »

Ainsi, pour établir la spécificité de la peste, M. Bulard dit avoir eu recours, non-seulement aux faits qui lui sont propres, mais encore au raisonnement, à la déduction qu'il a tirée des diverses théories de ses devanciers, basées elles-mêmes sur d'autres faits. Les faits observés par M. Bulard seraient-ils tout-à-fait semblables à ceux relatés par ses devanciers que sa théorie pourrait, à la rigueur, ne pas être semblable à la leur, attendu que, les faits restant les mêmes, chacun peut les expliquer d'une manière différente et arriver à des conséquences diverses. Et on le concoit, puisque chacun de nous n'a pas la même organisation, les mêmes pensées, n'a pas été influencé de la même manière par tout ce qui est relatif aux maladies en général et à la peste en particulier, et, disons-le aussi, n'a pas les mêmes considérations d'intérêt personnel. Il ne serait donc pas vrai de dire que les faits importent seuls : *il faut aussi tenir compte des diverses interprétations qui leur sont applicables.*

Un fait historique étant donné, personne ne peut le nier, s'il est prouvé, mais chacun peut l'expliquer à sa manière. M. Bulard dit qu'il existe dans la peste un principe contagieux : nous aussi l'admettons. Il conseille les quarantaines, parce que, *seules*, elles doivent, selon lui, soustraire à l'influence de ce principe contagieux, pour lui, inconnu; nous conseillons, nous, d'abroger les quarantaines, parce que, le principe contagieux, étant constitué par les miasmes, peut s'éviter autrement que par les quarantaines qui, d'ailleurs, ne sont préservatives qu'à certaines conditions pour nous appréciables, et qui, loin de détruire les miasmes au foyer général, favorisent ordinairement leur formation. M. Bulard, pour établir la nécessité des quarantaines, rapporte, d'un côté, les faits de contagion, de l'autre, ceux de l'immunité par l'isolement; nous, nous ne nions pas la contagion, mais nous voulons l'expliquer; nous ne nions pas l'immunité par l'isolement, mais nous la nions *constante*, et nous prétendons dire le pourquoi.

En résumé : M. Bulard, disant ignorer le principe contagieux de la peste, ne peut invoquer, pour vouloir les quarantaines, que les exemples de contagion et d'immunité; nous, nous disons connaître ce principe, et sans nier les exemples de contagion et d'immunité; nous tâchons de les expliquer de manière à prouver, ici le peu d'utilité, là, le danger des quarantaines. M. Bulard voit les faits de contagion et d'immunité, et conclut; nous, ne voulons conclure qu'après avoir examiné pourquoi il y a contagion et immunité.

Les observations de M. Bulard lui ont fait admettre que la peste n'était contagieuse ni par un contact passager, ni par l'absorption des humeurs de pestiférés; pouvait être contagieuse par la sphère d'activité des malades. En cela, M. Bulard est en désaccord avec tous, ou presque tous ses prédécesseurs partisans des quarantaines, et cependant comme eux il veut les quarantaines... tant ont de puissance sur lui les faits de contagion et d'immunité! En cela (à part l'absorption des humeurs des malades qui nous semble périlleuse, surtout si elle s'exerce sur des sujets exposés à l'influence du foyer général d'infection, n'agît-elle que comme cause occasionnelle en provoquant la fièvre) nous sommes du même avis que M. Bulard, parce que les propriétés des miasmes nous y obligent. M. Bulard n'a-t-il donc pas prévu que ses aveux sont des armes livrées à ses adversaires!

Ailleurs, nous avons donné à l'appui de nos opinions qui tendent à remplacer les quarantaines par des mesures de propreté, toutes les explications qui nous ont paru en établir la bonté. Si ces explications sont jugées satisfaisantes, elles auront acquis le degré de certitude; s'il en est autrement, vraisemblablement nous nous étions trompés, et ce sera à recommencer ou à nous modifier, si l'on ne veut pas s'en tenir à l'antique opinion, à celle de M. Bulard, qui n'est que l'expression de l'ignorance et de la fatalité.

M. Bulard en est prévenu, s'il veut nous combattre, il lui faudra descendre aux raisonnemens que nous avons déduits des faits *généraux*, *constans*, et par cela même, beaucoup plus importans que ceux isolés et fugitifs sur lesquels il s'appuie; il lui faudra combattre tout ce qui nous paraît probable ou certain. S'il nous fallait nier absolument les histoires de contagion et d'immunité qui ont sa confiance, il pourrait, jusqu'à un certain point, se contenter de nous opposer ces faits en contre-épreuves : mais je ne les nie pas, seulement je tâche de les expliquer, de les tirer de l'obscurité où les abandonne le préjugé, un peu trop enclin à en constater l'existence. Qu'il me suive donc dans ma route, comme je le suivrai dans la sienne : c'est là seulement que nous pourrons rencontrer la vérité, mais jamais en nous fuyant et en passant légèrement sur les plus solides argumens. M. Bulard peut ne point nous ménager : je ne suis que passionné pour le vrai... toute considération de personne, l'amour propre disparaît. Aussi, loin de fuir les objections, je les ai recherchées et les rechercherai pour les combattre avec conscience. M. Bulard, de grâce imitez moi, ou toute discussion sera impossible. Je vous en demande pardon, mais vous m'avez autorisé à cette recommandation par le profond mépris que vous manifestez pour l'insalubrité, pour les miasmes qui font toute notre force.

Les mêmes faits, avons-nous dit, peuvent s'interpréter diversement, et conduire à des résultats divers. C'est ce qui est arrivé dans le typhus d'Europe et la fièvre jaune. Dans ces deux dernières maladies on observa, ou l'on crut observer, quelques cas partiels ou généraux de contagion : un malade, mais mieux un grand nombre, se trouvant en rapport médiat ou immédiat avec des personnes en santé, celles-ci, bientôt après, tombèrent affectées de la même manière, en nombre plus ou moins considérable. L'on en conclut, avec raison, que ces maladies étaient contagieuses. La peur, qui grossit toujours les objets, ne manqua pas d'imputer les épidémies de fièvre jaune et de typhus à la contagion... dont la cause était inconnue... absolument comme dans la peste. Que résulta-t-il de cette croyance? C'est que les cordons sanitaires et les quarantaines à domicile, furent établis dans le but de fixer des bornes aux ravages de la mort. L'on alla plus loin encore : l'on s'aperçut que la maladie était quelquefois apportée de l'étranger, et dès-lors, on désira établir des lazarets à la frontière, vu que, la cause de la maladie n'étant pas connue, il était possible qu'elle ne pût se former qu'à l'extérieur... comme dans la peste. Toutes ces précautions, basées sur l'ignorance de la cause, furent donc, comme on le voit, raisonnées selon la méthode de M. Bulard, mais mal raisonnées. L'on soupçonna enfin les miasmes d'être cause de ces maladies : aussitôt on put s'expliquer pourquoi le typhus d'Europe suivait les armées, les prisons... pourquoi la fièvre jaune ne revenait qu'à des époques fixes, mais diverses selon les latitudes, ne revenait qu'avec les bonnes conditions d'humidité et de chaleur. On comprit que cette cause, devant être identique partout, était susceptible de se développer dans tout pays possible, qu'il ne lui manquait que l'occasion, que des circonstances favorables pour envahir toute une contrée. On dirigea toute son attention du côté de ces circonstances, et si l'on ne parvint pas à les connaître en totalité, du moins on sut les apprécier dans leurs parties les plus importantes, et l'on put s'en contenter; l'on dit en résumé : la cause indispensable des épidémies de typhus d'Europe et de fièvre jaune sont les miasmes : empêchons leur formation 1° en faisant circuler un air pur dans les entassemens de personnes, en évitant ces entassemens..., et le typhus d'Europe ne sera plus à craindre. 2° En enlevant les substances animales et végétales, en desséchant les marais... et les épidémies de fièvre jaune seront nulles. Qu'importe que les miasmes soient, ou ne soient pas les seuls régénérateurs de ces affections? Ils sont toujours indispensables, cette connaissance suffit.

La cause de ces maladies étant connue, il fut facile, avons-nous dit, de s'expliquer la contagion. Un grand nombre de personnes, malades ou bien portantes, réunies dans un lieu étroit et où l'air ne se renouvelait pas, tombaient affectées de typhus : certes, il fallait bien en conclure qu'elles s'empoisonnaient les unes, les autres; que chacune avait en elle et hors d'elle une certaine quantité de poisons dont la dose augmentait avec le nombre, toute chose égale d'ailleurs. Cette simple observation fut un grand bien pour les nations, puisqu'elle fut le signal des seules précautions qui pouvaient les mettre à l'abri du fléau.

Dans le typhus d'Europe (en supposant, ce qui est loin d'être absolu, qu'il ne soit produit que par des réunions d'hommes exposés à l'action de leurs miasmes) la cause première de la maladie est la même que celle de la contagion. En évitant l'nne, l'on évite l'autre.

Dans la fièvre jaune, la cause première de cette maladie sont les miasmes végétaux et animaux, la chaleur... celle de la contagion naît du contact, du rapport des malades entre eux, de l'atmosphère qui les circonscrit, de leurs effets contaminés qui ont pu s'empreindre des miasmes provenant de l'expiration de ces malades et de leurs sécrétions de toute espèce. Ici, en évitant la cause première, on évitera la cause secondaire, celle de la contagion : mais en évitant celle-ci, l'on n'évitera pas toujours celle-là, et c'est ce qui explique l'inutilité possible des quarantaines à domicile. Du reste, l'on sait que cette contagion, celle *par infection*, n'est redoutable que conditionnellement. En effet, la cause première venant à manquer, la contagion est peu sensible... elle ne le devient que dans les hôpitaux remplis de malades, mal situés, mal ventilés, où les malades sont concentrés... heureux encore s'ils ont été soustraits au foyer général, s'ils ne sont pas sur le théâtre où la cause première et générale exerce ses ravages ! Aussi, dans tous les lieux où la maladie est portée, elle s'éteint immédiatement, si elle n'y rencontre sa cause première; et si cette cause première s'y rencontre elle n'a nul besoin de la cause secondaire, de l'infection, pour déterminer la maladie, même à l'état d'épidémie... C'est ce qui explique l'inutilité des quarantaines aux frontières.

La cause première de la peste est la même que celle de la fièvre jaune ; seulement elle est modifiée par un ou plusieurs des modificateurs de l'économie... elle exige, vraisemblablement plus de miasmes *azotés*. Quant à sa cause secondaire, tout ce que nous venons de voir touchant la fièvre jaune doit lui être applicable.

Les quarantaines et les lazarets élevés contre le typhus sont tombés, ceux contre la fièvre jaune ne sont tombés qu'en partie, parce que la crainte née du préjugé, et les considérations de position l'emportent quelquefois sur la raison. Ceux élevés contre la peste devront donc aussi tomber.... cela se réduit à une question de tems. Qu'en attendant l'on s'efforce d'assainir les lieux habituellement dévorés par cette maladie ! Cela vaudra mieux que de mourir ou de vivre avec l'éternelle peur du *virus* contagieux.

M. Bulard, cherchez dans les ouvrages de ceux qui ont écrit sur le typhus d'Europe et la fièvre jaune, vous y trouverez des faits de contagion tout aussi nombreux, tout aussi importans que les vôtres, puisés à des sources aussi respectables. Comment les a-t-on expliqués? Vous le savez, on les a, comme de raison, rattachés à l'infection à laquelle on donnait plus ou moins d'extension, puis l'on tenait compte des dispositions d'organisation favorables à l'action morbifique de poison *miasmes;* l'on tenait compte aussi quand il y avait lieu, de la cause première qui, elle seule, pouvait expliquer des cas injustement rapportés à la contagion... puis enfin, l'on s'écriait qu'il y avait des choses inexplicables, que ce qui importait, c'était l'immense majorité des faits qui, ostensiblement, déposaient contre une contagion autre que celle de l'*infection*... l'on ajoutait que le préjugé est, d'ailleurs, trop clairvoyant, trop inventif et trop crédule.

M. Bulard, avant d'arriver à *vos argumens tirés de faits authentiques*, revenons un peu en arrière : dites-moi, je vous prie, quelles sont les affections charbonneuses que vous comparez *à la rage, à la petite vérole et à la peste, et qui naissent d'abord d'influences extérieures et se transforment ensuite de cette sorte qu'elles ne sont plus susceptibles de se propager qu'en raison d'une cause spécifique absolument individuelle?* En attendant la réponse, je pense qu'il n'y en a point d'autre que *la pustule maligne,* qui a la plus grande analogie avec le charbon de la peste, qui souvent même le remplace dans cette maladie, et qui me paraît n'en différer que par l'étendue et l'intensité... d'autant plus qu'à sa dernière période elle prend souvent l'aspect du charbon spontané ou du charbon dit *symptomatique de la peste*... ce qui veut dire que le charbon et la pustule maligne peuvent être ou ne pas être accompagnés des autres symptômes de peste (même en Europe) mais que leur cause première est toujours de même nature savoir: la chaleur jointe à l'humidité, des alimens plus ou moins putréfiés, des eaux croupissantes, l'habitation dans des lieux infectés de miasmes, la piqûre d'un insecte qui a sucé le sang d'un animal à l'état charbonneux ou pustuleux, le contact des diverses parties d'animaux affectés ou morts de charbon ou de pustule maligne... lesquels animaux ont été eux-mêmes soumis à l'action des causes indiquées.

Ici, M. Bulard, vous le voyez, nous sommes plus contagioniste que vous, lorsque vous dites que les humeurs des individus malades de peste sont incapables de la communiquer. Mais nous ajoutons que la cause première du charbon et de la pustule maligne, avec ou sans autre symptôme de peste, peut *seule* être assez forte pour affecter un grand nombre d'individus, pour déterminer une épidémie, et vous, oubliant, méprisant tout-à-coup cette cause première, vous sautez à la cause secondaire, à la contagion, et cela, dans l'intérêt de vos quarantaines et de leurs déplorables effets.

Ainsi que M. Bulard nous en instruit tout d'abord, c'est dans les pestes d'Égypte et de Smyrne qu'il va prendre ses matériaux.

Il dit : « depuis l'établissement des lazarets en Égypte, par les soins des consuls-généraux, la peste a été plus de vingt fois anéantie tant à Damiette qu'à Alexandrie où elle fut apportée par des bâtimens marchands, des divers points du littoral méditerranéen de l'Asie, de la Syrie ou des rives du Bosphore... »

Le 31 novembre 1831, un brick turc, capitaine Hussein, est arrivé de Constantinople dans le port d'Alexandrie. 95 passagers étaient à bord; trois succombèrent de peste pendant la traversée; deux moururent dans le port. Comme les moyens de purifier le bâtiment manquaient à cette époque, le capitaine reprit le large et se rendit à Beyrout où il communiqua la peste aussitôt qu'il eut établi des rapports avec la ville (*Archives du Comité Sanitaire des Consuls Généraux d'Alexandrie*).

Quand nos adversaires rapportent quelqu'exemple de peste, ce n'est jamais que pour constater, par un fait matériel, l'utilité des quarantaines ou le danger de la contagion.

Quant aux développemens ou explications que réclament la science et l'humanité, il n'y faut pas compter. Mais s'ils en donnent, c'est comme par distraction et sans y ajouter aucune importance, sans rien déduire, sans examiner s'il est possible de rattacher à l'infection les faits de contagion. Telle est la direction vicieuse que suivront nécessairement tous nos adversaires ; s'ils en prenaient une autre, dès-lors ils seraient de notre avis, leurs conclusions devenant forcément les nôtres. Mais combien y en a-t-il qui se donnent la peine de raisonner, de pousser leurs recherches aussi loin que possible ; qui aient le courage d'avouer des erreurs reconnues ! Aussi que l'on crie *à tue-tête* cent fois la même chose... ou que l'on se taise, le résultat est le même auprès de l'immense majorité... il se réduit à zéro. Ne faut-il donc espérer que dans les générations futures ! heureusement les Académies sont là : rendons graces aux Académies, à la doctrine prédominante, et, pour cette fois, *éternelle*. Soyons Broussaisistes... modérés si on le veut ; *généralisons :* hors de là... médiocrité, vogue usurpée, passagère, précipices affreux. Bien des médecins encore font de Broussais un homme exclusif, dangereux... oui, parce qu'ils ne l'ont pas compris, ou ne l'ont pas lu, ou ne l'ont étudié que trop tard, ou spéculent... Ils se disent éclectiques : et lui donc, qu'est-il ? Son génie n'a-t-il pas puisé à toutes les lumières ! Au reste, il va sans dire qu'à lui seul n'est pas dû l'honneur d'avoir élevé l'édifice médical de nos jours. Mais personne, aussi bien que lui, n'a su généraliser : en voulez-vous une preuve entre mille ? Il avait prévu les lésions anatomiques que l'on trouverait chez les individus morts de peste... parce que l'on parlait de bubons externes, et que notre conviction sur la cause et la contagion de cette maladie est la sienne depuis long-tems. Aussi, dans le traitement de cette affection, comme dans toutes les autres, ne se contenterait-il pas, comme on l'a dit, d'employer l'eau de gomme et les émissions sanguines : à une certaine époque, il pourrait aussi user, et souvent bien plus à propos que ceux qui lui font une guerre aussi injuste que misanthrope, des toniques et des excitans... et de plus, et dans tous les cas possibles, la respiration d'un air pur serait jugée indispensable. Tout cela lui semblerait un peu mieux que d'abandonner *tout à la nature, rien à l'art.* Tout cela lui semblerait un peu mieux que de laisser cruellement les malades s'éteindre par monceaux dans leurs ordures et dans le lieu général d'infection, et de s'écrier qu'il n'y a sûreté de les toucher qu'avec de longues perches, ou quelque corps intermédiaire mauvais conducteur... vestiges honteux de la barbarie du moyen âge, des quarantaines et des théories dédaigneuses de l'insalubrité.

Revenons à la question. Dans l'exemple cité, on nous laisse ignorer la date de l'invasion de la maladie, le nombre des malades; si, avant leur départ, ou leur entrée dans le navire, ils avaient séjourné au milieu du foyer général d'infection; si, pendant la traversée, les victimes furent isolées, si elles furent traitées et de quelle manière... toutes choses nécessaires au dégré d'importance qu'il convient d'accorder à la contagion, à la respiration d'un air pur pendant la traversée. Dira-t-on que ces choses étaient difficiles ou impossibles à connaître? possibles ou non qu'est-ce que cela fait à nos contagionistes; jamais ils ne regrettent d'ignorer, jamais ils ne s'applaudissent de savoir, et c'est tout simple, puisqu'encore une fois ils n'y attachent aucune importance.

« A cette époque, les moyens de purification manquaient, et le capitaine reprit le large... » on le sait, ces moyens ne sont autre chose que les chlorures de chaux ou de soude qui ont la propriété de neutraliser les miasmes contenant de l'hydrogène....tels sont les gaz hydrogène carboré, phosphoré, l'hydro-sulfate d'ammoniaque, le sous carbonate d'ammoniaque, gaz que les chimistes ont obtenu des matières animales et de quelques végétaux azotés, en les décomposant directement, gaz qui existent nécessairement, en tout ou partie, dans une atmosphère et des effets ou marchandises en contact avec les produits de la respiration et des sécrétions de quelque pestiféré ; qui existent *certainement* dans une atmosphère où se putréfient les substances animales et végétales indiquées. Qu'importe donc qu'ils soient ou ne soient pas saisissables dans cette atmosphère et ces effets contaminés? leur existence y est prouvée, cela suffit.

Ainsi, M. Bulard, puisque vous voulez avec nous que les chlorures soient capables de neutraliser le principe contagieux, il n'y a point à en douter, ce sont les miasmes hydrogénés qui constituent ce principe, et, dès lors, vos quarantaines sont à jamais détruites, puisque l'on pourra se préserver de la maladie par des procédés moins dispendieux et *certains:* Je veux dire la destruction générale de la cause avant et pendant la maladie. Ajoutons que M. Bulard cite dans son 2e art. 3 exemples analogues au précédent qui parurent réellement céder à l'action des fumigations chlorurées faites à Alexandrie... que cette croyance est très accréditée. Du reste, si nos adversaires voulaient d'autres miasmes que ceux indiqués, provenant d'une autre source et décomposables par le chlore, il leur faudrait en prouver l'existence... chose qu'ils ne tenteront même pas, et avec d'autant plus de raison que les miasmes hydrogénés déjà connus sont suffisans pour rendre compte des phénomènes observés. Resterait seulement à déterminer l'influence positive de chacun d'eux en particulier suivant telle ou telle dose, ou telle combinaison, ou telle coïncidence avec les autres modificateurs ou élémens généraux. . . toutes choses fort curieuses sans doute, mais très difficiles, sinon absolument impossibles, mais inutiles dans la peste, si l'on reconnaît pour sa cause indispensable les miasmes en général ou seulement ceux qui contiennent de l'hydrogène.

On nous le dit, le brik en question communiqua la peste à Beyrout, mais on ne sait comment, si la contagion fit des progrès.

Quel dégré d'utilité peuvent avoir eu les quarantaines dans l'exemple cité, et dans tous ceux qui lui sont identiques?

1° Avant 1831, c'est-à-dire avant l'établissement des quarantaines à Alexandrie et à Damiette, de nombreux pestiférés y débarquaient nécessairement des contrées orientales où la maladie a coutume de sévir, sans inconvénient sensible, sans que la peste fît en quelqu'endroit de l'Égypte plus de ravages que depuis cette époque.

D'autre part, les contrées d'Europe où les quarantaines sont très mal observées n'ont pas plus à se plaindre du fléau que celles où ces mêmes quarantaines sont surveillées avec activité. (Voyez ce que dit M. le Dr. Brayer, page 42 et 43 de mon opuscule sur la peste). Voilà pour les quarantaines et lazarets élevés contre les pays étrangers.

2° Depuis la dernière épidémie (et bien avant sans doute) la peste est endémique en Égypte, et l'on n'a jamais, ou presque jamais pu supposer, indiquer les traces de la fatale contagion, et pourtant pas un seul pestiféré, pas un seul peut-être, n'a été reconnu assez tôt (à part ceux qu'on n'a jamais vus en mille endroits divers) pour n'avoir pas exposé la multitude à son contact si *terrible.* Quiconque est témoin de la manière dont se passent ici les choses malgré la meilleure volonté de MM. de la comission de santé, est forcé d'avouer, en bonne conscience, que les quarantaines *pour l'intérieur*, sont tout-à-fait illusoires. Qu'importent donc quelques cas de plus ou de moins, soit qu'ils naissent ici, soit qu'ils y soient apportés? Je sais bien que l'on nous dit que le *virus* contagieux venant de l'extérieur *peut* quelquefois être plus nuisible que celui de l'intérieur, mais où en sont les preuves? Je sais que l'on nous parle de l'absence de conditions atmosphériques inconnues, de prédispositions mystérieuses... c'est ainsi que, pour vous, tout est ignoré, c'est ainsi que vous ne pouvez jamais ni rien expliquer, ni rien prévoir, ni rien affirmer pour une contagion si redoutée.

Au reste la contagion miasmatique peut, *trop souvent*, et suivant des circonstances appréciables, produire ses ravages, mais à qui la faute? la vôtre, oui, la vôtre seule, puisque vous ne voulez pas reconnaître l'infection et toutes ses conséquences.

Disons donc que les quarantaines n'ont produit d'autre résultat que l'espérance funeste et très mal fondée d'éteindre la peste en Égypte, très mal fondée, disons-nous, tant qu'on ne voudra voir qu'un germe ou *virus* imaginaire.

Ce que nous venons de dire sur l'exemple précédent est applicable aux trois autres qui suivent et qui sont identiques. Seulement, dans l'un d'eux, on remarque deux faits de contagion sur deux individus en rapport *continu* (selon le témoignage de M. le docteur Grassi) depuis sept à huit jours avec deux malades de peste dans le lazaret à un quart de lieue de la ville. Ici, comme ailleurs, je dirai qu'avec de la prudence.... en établissant un courant d'air pour empêcher la concentration des miasmes de ces malades... en s'isolant le plus longtems possible... ils auraient eu les plus belles chances d'être épargnés.

Nous voici au cas de contagion qui, selon M. Bulard, dut être l'origine de l'épidémie de 1834 et 1835. Ce fut un navire venant de Chypre qui apporta ce fâcheux présent... ce furent les bagages de l'évêque de Jérusalem, dans le couvent duquel, dit-on, se trouvait la peste à son départ de cette dernière ville, et qui vint habiter le monastère grec à Alexandrie, après une quarantaine de sept jours (au lieu de quatre) parce que la patente expédiée de Chypre était déclarée *nette*.

Le premier malade, dans le monastère grec, fut un domestique qui avait été en rapport avec les effets de l'Évêque. Il mourut. Huit à dix jours après, vers le 2 juillet, deux moines tombèrent affectés de la même maladie : un seul mourut.

Quelques jours après, *dit-on*, plusieurs cas se déclarèrent dans un amas de huttes contenant 110 nègres, à deux cents toises au moins dudit monastère. Avant le 15 août, jour où l'on s'en aperçut, 16 individus étaient morts. Immédiatement, l'on isola les autres dans des jardins tout près de là. Cinq à six y furent malades... on brûla leurs effets, après avoir été estimés et payés, et on transporta au lazaret tous les malades et compromis, et, dès-lors, la maladie cessa de planer sur eux.

Dès le 5 août, le capitaine Dimitri qui avait eu des rapports fréquens avec l'une des négresses de ce village eut la peste.

Le 11 novembre, le domestique de M. Aghion, seraf juif, fut transporté au lazaret, on ne put rapporter la maladie à aucune communication.

Le 21 du même mois on découvrit, par hasard, trois nouveaux cas en ville, et M. le docteur Grassi entendit parler de sept morts déja inhumés qui, *probablement*, avaient succombé de peste. A partir de ce jour, on fut à la recherche des malades en ville : on y en trouva un plus grand nombre qu'on ne s'y était attendu, et ce nombre s'accrut bientôt considérablement. (Environ 18,000 morts sur une population d'à peu près 50,000 habitans... la flotte était partie).

Ces détails que j'ai obtenus au Comité Sanitaire et au Monastère grec diffèrent un peu de ceux de M. Bulard qui, sans parler de la peste de Jérusalem, dit qu'elle existait à Chypre, ce qui n'est rien moins que prouvé; qui dit que les deux moines attaqués le 2 juillet furent les seuls qui communiquèrent avec le premier malade et moururent, tandis que l'un d'eux vit encore et que tous ceux du monastère, au nombre de sept, communiquèrent indistinctement avec le pestiféré.

M. Bulard, tout d'abord, prévient ses lecteurs que ce qu'il va dire est résulté d'une enquête dont il faisait partie, tandis que lui troisième fut senlement invité à constater s'il y avait peste au monastère grec, oui, ou non. Puis à la fin il dit : recueilli aux archives du Comité Sanitaire !..

M. Bulard ajoute que quelques négresses du village indiqué lavèrent le linge des pestiférés du monastère, tandis que ce linge fut blanchi dans l'hôpital grec à 15 ou 20 pas du monastère. Seulement, j'ai appris que ces négresses, qui étaient venues de Morée, parlaient le grec, et que quelques-unes, sans y être employées, mais pour se distraire, allaient quelquefois à cet hôpital. M. Bulard dit encore que plus de 40 des nègres moururent, sur 150, au lieu de 16 sur 110. M. Bulard parle encore d'un nègre, portier de l'arsenal, qui aurait eu de fréquentes relations avec ceux dudit village, puis aurait été le premier malade de peste dans l'intérieur de la ville. Ces Messieurs du Comité Sanitaire m'ont assuré n'en avoir jamais entendu parler... j'ai abandonné ce nègre. Ces contradictions, quoique peu importantes au fond, prouvent du moins qu'il convient quelquefois de ne pas donner trop de confiance à certaines histoires de contagion...

Le monastère grec, bien qu'à plus de deux cents toises de la ville, était en butte à une partie de ses miasmes, à cause de la direction du vent qui les y apporte, était en butte aux miasmes qui, dans cette saison, juillet, août, septembre, frappent de fièvres simples, pernicieuses, beaucoup de personnes des environs; les habitans de ce monastère allaient souvent à Alexandrie... Cependant, nous admettrons, si on le veut, que les effets du prélat ont infecté le monastère. Cette contagion sera celle de l'infection; cet exemple sera comparé à quelques autres semblables de typhus d'Europe et de fièvre jaune... l'on donnera à cette contagion la même extension que j'ai cru devoir lui donner aux pages 38 et 39 de mon Opuscule sur la peste.

Quant aux attaques des nègres et des négresses, on les interprétera comme l'on voudra... on tiendra compte, si l'on veut, de leur constitution lymphatique, celle qui est la plus favorable au développement de la maladie, de la grande saleté de leur village, de la décomposition de quelques cadavres tout près d'eux...

Une chose très-curieuse, c'est que la Commission de santé laissa mourir, non loin d'elle, et dans l'espace de plus d'un mois, *dit-on*, sans en avoir eu le moindre soupçon, 16 de ces individus. Après un fait comme celui-là, comment M. Bulard ose-t-il affirmer, tantôt qu'il n'y avait pas de peste dans telle ou telle ville, tantôt qu'il n'y avait pas un seul cas dans toute l'Égypte, qu'elle n'y est pas endémique!..

A partir du 21 novembre seulement, on alla en recherches des pestiférés, l'on a continué, et depuis lors, il ne s'est pas écoulé 40 jours sans qu'on n'ait découvert quelques cas dans la seule ville d'Alexandrie... toujours patente brutte... Qui donc peut dire que, si l'on avait ainsi cherché avant l'épidémie de 1834, l'on n'aurait rien trouvé?

La maladie, selon M. Bulard, ne parut point au Caire avant le 2 février 1835, et ce fut M. Giglio qui l'y porta. (Chose inconcevable! M. Bulard se trompe encore ici), c'est le 2 janvier que M. Giglio arriva au Caire; et, se tromper au commencement, c'est se tromper pendant tout le cours de sa longue histoire. Puis il rapporte une série de contagions très remarquables, très extraordinaires, incroyables même, si la cause générale de la maladie ne se fût trouvée là, dans toute la ville... Mais ce que ne dit pas M. Bulard, bien qu'il ne puisse manquer de le savoir, c'est qu'un mois plus tard, le 5 février, trois individus qui, trois jours auparavant allèrent se baigner ensemble à Boulac et eurent la fièvre dès le lendemain, sinon immédiatement, étaient malades de peste, sans avoir aucunement communiqué avec la famille Giglio, dans l'île de Warak, à un quart de lieue de la ville. (M. le docteur Gaetani qui visita les malade avec Clot-Bey... m'a donné cette date et m'a appris la cause déterminante *très probable* de leur maladie... le bain). Ce que M. Bulard ne dit pas, bien qu'il ne puisse l'ignorer, c'est que dans la seule maison de M. le docteur Gaetani, aux mois de juillet et août 1834, deux femmes arabes furent affectées d'une peste bien conditionnée, l'une d'elles surtout de l'aveu de tous les médecins qui les visitèrent..., du maître de la maison, de M. Castagnoni, alors médecin de la cour, de M. Prunner, médecin en chef de l'Esbékié, de M. le docteur Fischer, professeur à Abouzabel...

M. Bulard parle de plusieurs établissemens qui, par l'isolement, furent totalement épargnés, et dans ce nombre, il comprend Casr-el-Ein où j'ai séjourné 24 jours, où, malgré une quarantaine très rigoureuse, je trouvai à mon arrivée, le 1er avril 1835, 2 pestiférés, où 10 autres, dont 2 moururent, se présentèrent pendant mon séjour, et furent traités par moi, où quelques autres cas se déclarèrent encore après mon départ (selon le rapport verbal du pharmacien qui, faute de mieux, me succéda). J'ai rapporté dans mon Opuscule, page 20, que j'avais eu des pestiférés dans cet établissement, et M. Bulard l'a lu! J'ajouterai qu'il est *très probable* qu'un des élèves y mourut de peste dès le mois de janvier de la même année, après 30 à 36 heures de maladie. Il avait des ecchymoses après sa mort... alors qu'il fut visité par MM. Clot-Bey et Gaetani. Quant aux autres établissemens, quant à Schoubra, je ne les ai pas vus, j'ignore ce qui s'y est passé, mais MM. Clot-Bey et Gaetani en parleront certainement dans leurs ouvrages... puissent-ils bientôt paraître! En attendant, si ces établissemens ont été épargnés, ne peut-on pas leur appliquer ce que j'ai dit de l'hôpital des orphelins à Moscou, année 1770? (Voyez la page 36 de l'ouvrage cité).

M. Bulard pose une longue suite d'objections aux *miasmatistes* en parlant des débordemens du Nil... Je le prie de relire une note qui se trouve à la page 24 de l'Opuscule indiqué, il les y trouvera résolues, annulées... Je le prie, de se rappeler que je n'ai jamais ni dit, ni pensé que la décomposition des seuls végétaux dût suffire pour constituer la cause essentielle de la peste; d'ailleurs, cette décomposition se fait, généralement, à une assez longue distance des habitations. Est-elle bien active? Aux beaux tems de l'Égypte était-elle la source de quelque grande maladie?

M. Bulard dit qu'il y a beaucoup plus de miasmes à Smyrne dans le quartier franc à cause de ses égouts... et que cependant, cette année, les Turcs ont le plus souffert... Mais ces égouts contiennent-ils beaucoup de matières animales et végétales; celles-ci ne sont-elles point submergées, jouissent-elles de l'humidité convenables à la putréfaction; tous les habitans de ce quartier en respirent-ils nécessairement les miasmes infects; depuis que le rivage insalubre a fait place aux habitations baignées dans les vagues, n'est-il pas vrai que la peste y fait moins de ravages? N'est-il pas vrai que le quartier juif, très sale, qui renferme 10 mille âmes voisines des Turcs, a été presque aussi maltraité qu'eux?.. Que ceux-ci sont doués d'une constitution favorable au développement de la maladie; qu'il importe bien moins de tenir compte de leur propreté personnelle que de celle qui touche leur demeures? Que la cause de la fièvre jaune, qui, il y a douze ans, plongea dans le deuil cette ville infortunée, était de même nature que celle de la peste... les miasmes? L'étude des vents ne pourrait-elle fournir aucune donnée sur les résultats comparatifs de la mortalité, sur l'existence ou l'intensité de la maladie dans tels ou tels lieux? Si les Turcs, les premiers, ont ressenti les bienfaits de la chaleur, ne doit-on pas l'attribuer à ce qu'ils habitent la partie de la ville la plus élevée, à la sécheresse profonde des matériaux pestilentiels qu'une coupable négligence y a abandonnés?

Comme on a pu le voir, on a peu de succès contre nous en rapportant quelques faits de contagion, puisque la théorie de l'infection nous permet, nous ordonne d'y croire. Ce que nous désirons, c'est donc que l'on puisse appliquer cette théorie à des faits de contagion *bien constatés :* là gît toute la question.

M. Bulard, en parlant de peste, a abjuré les connaissances du jour, et n'a tenu aucun compte des modificateurs connus de la propriété vitale. Semblable aux médecins des autres siècles qui ignoraient complètement les causes des altérations de nos organes et de nos fonctions, il a eu recours à l'inconnu pour expliquer les lésions fonctionnelles et organiques des pestiférés. Puis, comme pour être conséquent, dédaignant d'étendre à la peste la thérapeutique généralement utilisée dans le typhus d'Europe, la fièvre jaune et la pustule maligne (voyez le traité de la pustule maligne de M. le docteur Régnier, Paris 1829), qui ont avec elle une très grande ressemblance, il n'a de confiance que dans les ressources de la nature... à part un révulsif nouveau qui court grand risque de n'avoir d'autre partisan que son auteur. Si quelques médecins lui disent, et je suis du nombre, que souvent ils ont vu les symptômes fébriles des pestiférés diminuer immédiatement, et s'éteindre bientôt pour faire place à la guérison, après des émissions sanguines appropriées à la constitution, à l'âge des malades et de la maladie, il les accusera de mauvaise foi, ou de s'être trompés, par la raison que lui-même n'a rien vu de pareil. Si l'on ajoute que la respiration d'un air pur est toujours nécessaire en théorie comme en pratique, il répondra, sans daigner en fournir la moindre preuve, et malgré nos objections qu'il a lues, mais qu'il a trouvé plus commode de passer sous silence, que l'insalubrité n'a rien à faire avec la peste.

Dernièrement M. Bulard s'est exposé à une contagion imminente, mais qui aurait cessé de l'être en sortant de la ville, en s'établissant dans un lieu convenablement aéré, en consultant la direction du vent, en ne restant dans l'atmosphère des malades disséminés que le moins de tems possible. Sans nécesité qui l'imitera désormais? Quant à moi je m'y sens peu disposé... Non pas que je sois poltron, Dieu merci (moi aussi pendant plus de deux mois de 1835, j'ai communiqué sans crainte comme sans précaution avec les pestiférés dans le foyer d'infection) mais pourquoi se sacrifier toujours à une utilité faible et passagère, quand on pourrait faire beaucoup mieux avec bien moins de péril, quand il n'y a aucune objection, absolument aucune, contre la contagion par infection, contre le succès complet d'une propreté générale, d'une bonne hygiène publique? Mais en publiant ses maximes, dans le même tems qu'il s'exposait au danger, on a admiré M. Bulard; avec les nôtres, au contraire, on l'eût pris pour un extravagant, à peine aurait-on eu pitié de lui. Oui, en proclamant que sa doctrine ne tendait à rien moins qu'à détruire les quarantaines et leurs conséquences pernicieuses, il aurait plaidé la cause de la raison et de l'humanité, mais il aurait effrayé, on ne l'aurait pas compris... M. Bulard a donc bien fait, mais nous, nous faisons mieux.

Si M. Bulard eût tenu notre langage, les autorités de Smyrne, à sa prière, se seraient-elles refusées à l'assainissement de la ville, au transport des malades hors du foyer général d'infection, à une expérience profitable à eux-mêmes comme au monde entier? C'est un avantage immense qu'il fallait du moins tenter... Au lieu de cela, M. Bulard en a nié l'utilité! Si ceux qui le soutiennent de leur préjugé en rougissent bientôt... Telle est sans doute déjà sa crainte puisqu'il nous dit enfin le 19 août *que de nouvelles expériences sont nécessaires pour affirmer ou infirmer logiquement la contagionabilité de la peste ; que les phenomènes morbides explicables par le contact médiat, ne le sont pas moins par la théorie de t'infection, de l'épidémicité et du contact immédiat...*

M. Bulard, dites-nous, je vous prie :

La Peste est-elle contagieuse, ou ne l'est-elle pas?

N'avez-vous pas été témoin de l'énorme quantité des morts ou mourans surtout parmi les infirmiers et les servans de l'hôpital de l'Esbékié? Est-il possible de croire qu'ils eussent été aussi maltraités dans l'intérieur de la ville... surtout hors des quartiers les plus infects...? Ce qui s'est passé à l'hôpital du Caire n'est-il pas arrivé dans ceux d'Alexandrie... et bien ailleurs? Si la peste a une contagion, peut-on la rapporter à celle de l'infection? La contagion médiate.., celle par les effets ou marchandises, ne peut-elle pas s'appliquer à la contagion par infection? qu'avez-vous à nous dire contre ou pour la contagion par infection?

En admettant que l'on ait été quelques mois, et même quelques années, sans avoir eu la peste en Égypte, à Smyrne... cela prouve-t-il le moins du monde que, pour y reparaître, elle ait dû toujours y être apportée de l'étranger; n'a-t-il pas toujours été facile, quand même cela n'était pas, d'attribuer quelque découverte nouvelle à quelques effets ou marchandises, à quelques nouveaux débarqués? Si l'on a observé la peste plus souvent et plus tôt aux ports de mer que partout ailleurs n'en ai-je pas donné une raison suffisante dans mes propositions de médecine sur cette affection? Quels ont été les médecins chargés de signaler dans *toute* l'Égypte *tous* les cas de peste? Si l'excessive dysodie (fétidité) des lieux dépeuplés par le fléau ne vous suffit pas pour l'expliquer, si, à tort, vous la niez constante, pourquoi, dans les tems d'épidémie où les cadavres se trouvent en décomposition par monceaux ne voit-on pas toujours un autre typhus que la peste? ne faut-il pas que ces cadavres causent un typhus, la peste n'est-elle pas un typhus? La peste diffère-t-elle davantage du typhus d'Europe et de la fièvre jaune que ces deux maladies entre elles? N'a-t on pas vu très souvent ces trois maladies se réunir et se confondre? Les animaux et végétaux, à l'état de putrilage, ingérés dans l'économie, ne donnent-ils pas lieu à tous les symptômes de la peste, moins peut-être les bubons, moins l'inflammation énorme des glandes lymphatiques? Mais, des miasmes étant donnés, l'inflammation des glandes lymphatiques qui correspond ordinairement, sinon toujours, avec celle de la peau, de la muqueuse gastro-intestinale, est-elle plus difficile à comprendre que l'inflammation du foie ou de tout autre organe dans la fièvre jaune et le typhus d'Europe? La coïncidence constante, indispensable de l'humidité et de la chaleur avec la peste n'est-elle pas une preuve évidente que les miasmes en constituent la cause essentielle?

Si les miasmes constituent la cause première de la peste, ne donnent-ils pas lieu à la cause secondaire, à la contagion, dans cette maladie? et, *vice versâ*, si les miasmes des malades constituent l'élément de la contagion dans la peste, cette maladie ne reconnaît-elle pas, pour cause première, un élément de même nature provenant des diverses substances en décomposition? Si, d'après tout ce qui précède, vous êtes forcé d'admettre les miasmes comme cause première et secondaire dans la peste, pourquoi conseillez-vous des quarantaines à Constantinople? pourquoi avez-vous dit positivement que *la propagation de la peste est indépendante des localités et de leur insalubrité?*

Encore quelques mots avant de finir :

Une chose remarquable, c'est qu'un grand nombre de personnes, dont l'organisation a été modifiée par la cause générale dans le foyer d'infection, ont pu, 15, 20, 25 jours après s'en être éloignées, tomber malades de peste, sous l'influence d'une cause occasionelle plus ou moins appréciable (l'on a fait de semblables observations dans toutes les épidémies). Cette circonstance justifierait donc la rigueur des quarantaines déployées contre ceux qui ont été compromis si, d'un coté, la peste pouvait se propager dans un lieu sain, bien aéré, exempt des conditions atmosphériques indispensables, où les malades ont été convenablement isolés, et si, de l'autre, un pays malsain, dévoré depuis long-tems par la peste, pouvait avoir besoin de miasmes étrangers, de la cause de cette maladie pour la déterminer et la propager. Cependant il est vrai de dire que, dans ce dernier cas, la contagion venant de l'extérieur peut avoir des inconvéniens graves si on l'aperçoit et si le gouvernement, au lieu d'isoler les malades dans un air pur, au lieu de rester inactif, indifférent, les renferme et les concentre au moyen de sentinelles ou de cordons sanitaires dans le foyer d'infection, s'il effraie une population qui, par spéculation, cache ses morts et ses mourants.

Mais enfin, peut-on admettre qu'une épidémie, pour éclater dans un lieu où se trouvent déjà les conditions favorables d'atmosphère, n'a besoin que d'une étincelle étrangère...que d'un seul ou de plusieurs cas de peste, n'a besoin que d'une contagion alimentée par les circonstances les plus favorables? Si la réponse doit être affirmative, elle reconnaît, jusqu'à un certain point, l'utilité des quarantaines à la frontière dans les pays sales, marécageux... et pourtant à l'abri de la maladie; mais dans ce cas là même, au lieu de mettre un espoir fragile dans les quarantaines, pourquoi ne pas diriger son attention et ses efforts vers l'insalubrité, pourquoi ne pas détruire les conditions atmosphériques indispensables, pourquoi ne songer qu'au *virus?* Mais dans un pays qui n'est pas encore civilisé, où la masse de la population est privée de médecins, comment est-il possible d'assurer que la peste n'y existait pas ou ne devait pas y exister; mais chez les peuples où les pauvres trouvent un hôpital ou un medecin à domicile, comment ne pas reconnaître la peste aussitôt qu'elle s'y présente? Pourquoi donc y craindre la propagation de la maladie, l'influence de la contagion sans lazarets et quarantaines? La seule question importante, digne d'attention, est donc de savoir si les miasmes constituent les conditions atmosphériques nécessaires aux épidémies de peste... Oui, comme le prouvent sans réplique la majeure partie des questions adressées ci-dessus à M. le docteur Bulard.

Si quelques cas de peste, effets probables, *certains* de la cause première se remarquent... déjà loin du foyer général et paraissent vouloir se soustraire à la théorie des miasmes, restent, pour les expliquer, les prédispositions; l'existence d'une forte dose d'électricté, ou de quelqu'autre force adjuvante des miasmes; le peu d'intensité de la maladie, en général, à moins que les malades, méprisant le cri des premiers symptômes, continuent de se gorger d'alimens, de s'exposer aux rayons brûlans du soleil,.. comme cela arriva chez les deux pestiférés que je perdis à Casr-el-Ein... puis enfin l'influence de la contagion par infection, influence qui, comme on le sait, est toute relative aux diverses circonstances de nombre, de tems, de lieu, de renouvellement d'air... d'un autre côté, si un grand dégagement de miasmes ne produit pas toujours la peste, il y aura épidémie, ou imminence d'épidémie d'une ou de plusieurs des maladies indiquées. Il y a donc, comme on le voit, imperfection de la science, mais à cause de cela, faut-il donc, l'abandonner? faut-il renier une doctrine vraie pour se jeter dans un inconnu mêlé d'hypothèses absurdes! D'ailleurs, dans la peste, rarement a-t-on mis à contribution toute la science physique et chimique dont nous sommes en possession, et ce qui a été inexplicable pour les uns ne le sera pas nécessairement pour d'autres... de l'aveu des premiers s'ils sont sincères. Les traités *ex-professo* parlent de l'influence des miasmes dans la peste, mais plutôt comme cause accessoire ou adjuvante que comme cause essentielle. Au besoin, l'on admettait pour cause première la même chose que M. Bulard, un travail morbide inconnu; mais presque toute l'attention s'absorbait vers l'élément de la contagion, l'on s'amusait à en exagérer le danger, et l'on n'avait garde de le rapporter aux miasmes... tant le préjugé maîtrisait toutes les facultés! Seuls, nos médecins *généralisateurs*, remarquant l'analogie parfaite de la peste avec les typhus contagieux par infection, veulent à toute force, lui donner une cause identique ; mais les autres, en plus grand nombre peut-être, resteront incertains et muets jusqu'à ce que l'évidence des preuves, puisées aux foyers de la maladie, vienne les ranger à notre parti. Si ce que j'ai dit sur l'Égypte et sur d'autres contrées ne peut suffire, il reste un travail important, celui de prouver, par des explicatious philosophiques, par la description matérielle, topographique des diverses localités en proie à la maladie, par la soustraction des élémens qui la provoquent et l'entretiennent, que l'on ne peut se dispenser de rattacher aux miasmes les diverses épidémies et endémies des pestes du Levant; celui de prouver, l'histoire à la main, que toutes les épidémies anciennes qui ont dévasté l'Europe ne peuvent être rapportées qu'à la même cause... et ce, bien plus, selon moi, pour détruire le funeste préjugé que pour enrichir la science.

Quant à l'Égypte, il n'y a pas lieu au doute, ce nous semble, que la maladie ne soit produite par les miasmes.

En janvier 1835, notre consul, M. de Lesseps, remarqua que la peste ne cessa complètement dans l'Arsenal, à Alexandrie, qu'après y avoir fait établir une propreté générale. Lui aussi bravait la contagion, tantôt pour rassurer le moral de personnes qui, malgré elles, avaient été compromises, tantôt pour disputer à la mort ceux que l'oubli de l'hygiène publique y avait condamnés...

Les partisans des quarantaines, loin de tenir compte de cette propreté nouvelle dans l'Arsenal, de la direction favorable du vent relativement au quartier de Ras-el-tin qui n'en est pas fort éloigné, font dépendre la cessation de la maladie de l'isolement seul... qu'ils me pardonnent! Mais c'est, chez beaucoup de ces messieurs, une vielle habitude dégénérée en une passion malheureuse dont ils ne paraissent pas disposés à se corriger.

Le 1er mars dernier, se trouvant président de la commission sanitaire, M. de Lesseps s'empressa de visiter le quartier le plus maltraité par le fléau, le village de Ras-el-tin, où 24,000 habitans sont entassés, à fleur de terre, dans un espace d'environ 12,000 toises carrées. Il lui fut alors possible de se convaincre que les malades de peste se trouvaient presque tous au Nord, dans les endroits les plus encombrés des substances en décompositions . . . qu'il en avait toujours été ainsi. Son observation ne fut pas perdue, il fit travailler immédiatement, et pendant tout le mois de sa présidence, 40 hommes à l'enlèvement de ces matériaux homicides ; et, s'il ne parvint pas entièrement à y éteindre la mort, du moins il indiqua un bon exemple à suivre. La conviction et la philantropie du Consul annoncèrent au Pacha qu'il y avait nécessité à la démolition ou à l'abandon de ce village où l'humidité, la petitesse et la jonction des habitations, la concentration des habitans, la presque impossibilité d'établir une propreté continue et profitable devaient entretenir la peste...

MM. les Consuls Généraux d'Alexandrie, à l'unanimité, viennent de prendre des conclusions semblables à celles de M. de Lesseps. Oh! s'il suivent avec activité, persévérance et conviction la voie dans laquelle ils sont entrés, si leur exemple est partout imité, bien volontiers je me tairai sur les quarantaines que je n'ai tant blâmées, comme on le sait, que parceque la vaine confiance qu'elles inspiraient semblait faire oublier la plus impérieuse de toutes les lois : celle de l'hygiène publique.

Les graves inconvéniens signalés dans le village de Ras-eltin s'étendent à toute l'Égypte : avis à ceux qui seraient tentés de croire que certaines contrées d'Europe sont plus insalubres que l'antique royaume des Pharaons.

En mars dernier, M. le docteur Grassi, en tournée dans

le Delta à la poursuite du fatal *virus*, écrivait que les villes et villages infectés de peste étaient remarquables par leur saleté.

Que l'on continue de faire des observations semblables, que l'on sache en profiter, et bientôt l'on ne connaîtra la peste que dans l'histoire.

E. LEFÈVRE,
D. M. P.

www.ingramcontent.com/pod-product-compliance
Ingram Content Group UK Ltd.
Pitfield, Milton Keynes, MK11 3LW, UK
UKHW020454230726
13925UKWH00005B/1935

9 782013 594196